AF392786

NOUVEAU
FER A CHEVAL

Système BRITT

permettant de fixer le fer sur le sabot

sans le secours d'aucun clou,

au moyen de crampons.

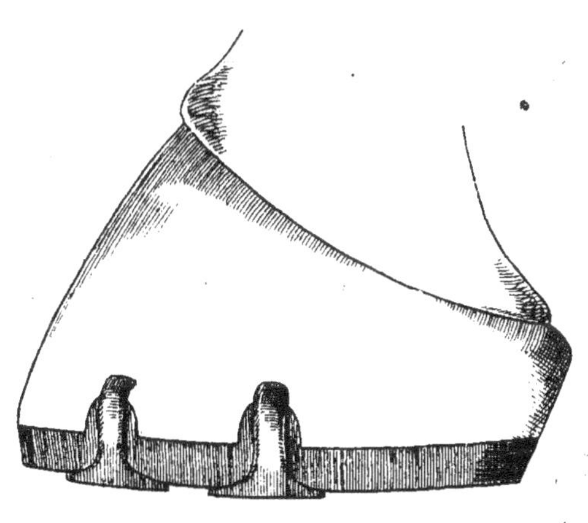

BOULOGNE-SUR-MER

SOCIÉTÉ TYPOGRAPHIQUE & LITHOGRAPHIQUE, RUE ADOLPHE THIERS, 35-37

Directeur : A. BARET

1893

Nouveau fer à cheval, système Britt

Depuis longtemps, on a reconnu le danger pour les chevaux, du mode d'attache actuel du fer à cheval, en ce que les clous d'une longueur d'au moins trois centimètres, pénètrent à une grande profondeur, et attaquent souvent les nerfs délicats du pied et jusqu'à la moelle.

Combien d'accidents mortels ne se sont-ils pas produits, du fait de ce mode cruel d'attache ?

En vue de parer à ce danger, il a été inventé depuis cinquante ans, dans toutes les parties du monde différents systèmes qui ne paraissent pas avoir atteint le but proposé.

À son tour, M. le Docteur L. P. Britt, de New-York, bien connu par le mors de son invention qui est en usage dans tous les pays, s'est mis à l'œuvre, et, de l'avis des hommes les plus compétents, il a pleinement réussi.

Son invention consiste à fixer le fer à cheval sur le sabot par un système à la fois simple, efficace et peu coûteux, qui permet de maintenir le fer en position et de le conserver fortement en contact avec le sabot, sans le secours d'aucun clou.

Description

Ce fer ne diffère du fer à cheval ordinaire qu'en ce qu'il possède, à sa partie inférieure, de chaque côté, une rainure d'environ huit centimètres de long, cinq millimètres de large et autant de profondeur. (Voir figure 1.)

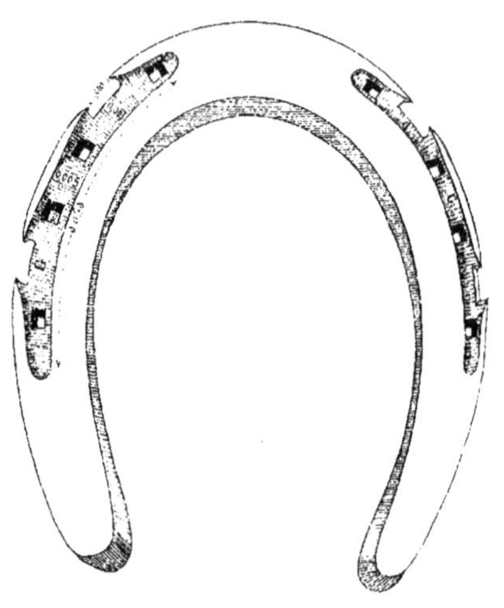

Fig.1
Partie inférieure du fer.

Dans cette rainure, existent quatre trous à clous destinés à recevoir les pointes ou éperons de deux crampons.

À l'endroit de chaque crampon, le bord du fer est taillé en mortaise, laquelle mortaise forme

une saillie d'un centimètre environ à la partie
supérieure du fer (Voir figures 2, 3 et 4.)

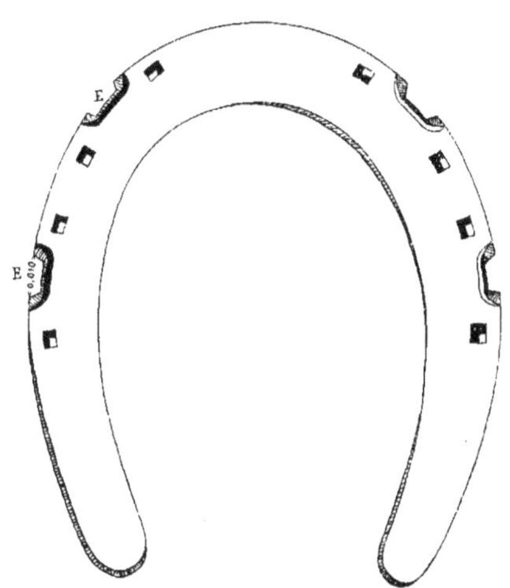

Fig. _ 2
Partie supérieure du fer

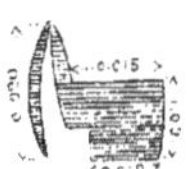

Fig. _ 3
Coupe, à l'endroit de la mortaise

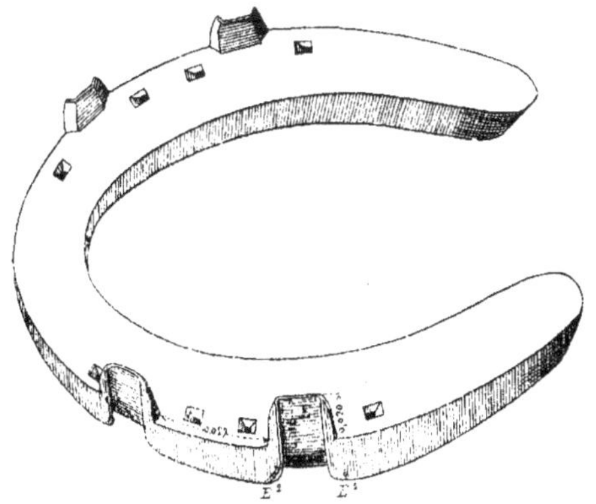

Fig. _ 4
Fer (vue de profil.)

Le crampon (Voir figure 5.) est composé de la
tête C venant s'adapter dans la rainure G, de
façon à former une saillie d'un demi-centimètre
les éperons C'C' pénètrent comme nous l'avons dit

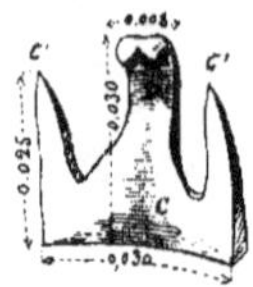

Fig._5

Crampon d'attache

dans les trous à ce destinés, pendant que le bras
ou tenon D, qui a une légère courbure à l'intérieur
et à l'extérieur, glisse le long de la mortaise E
destinée à le recevoir (Figure 6).

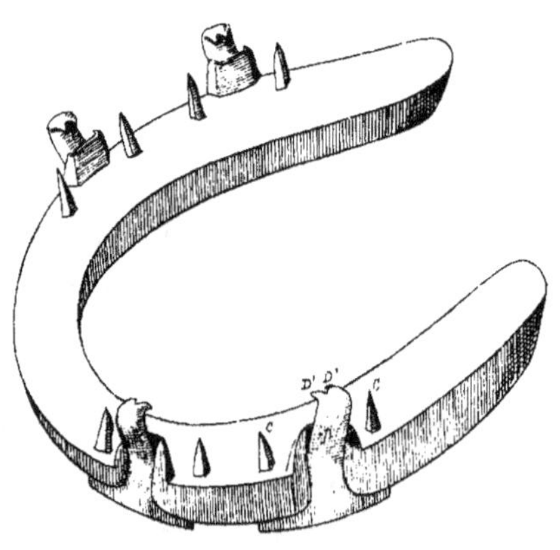

Fig._6

Vue du Fer, le crampon étant introduit dans la mortaise.

Au moyen de quelques coups de marteau frappés latéralement, le bras D vient ensuite s'encastrer dans la mortaise, pendant que les pointes latérales D'D' pénètrent dans la corne (Voir figure 7.)

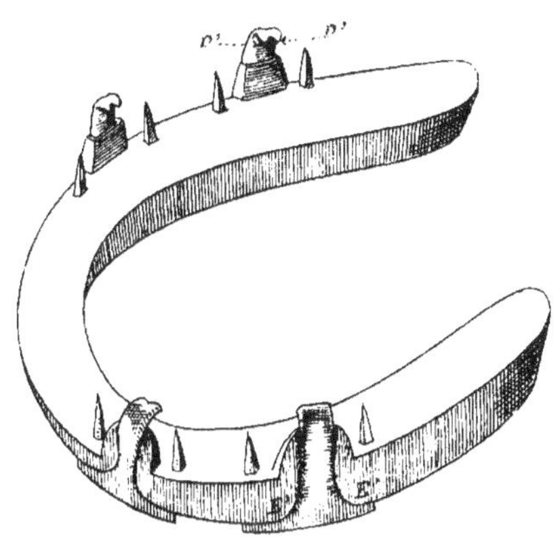

Fig. _ 7

Vue du Fer, le crampon étant martelé et consolidé

Les éperons C'C' sur la tête C (figure 5) sont faits d'une longueur justement suffisante pour passer au travers du fer et pénétrer assez avant dans la corne pour prévenir un déplacement horizontal.

De même, les éperons D'D' sur le bras D ont seulement une pénétration légère, presque tout l'effort qui porte sur eux en position étant exercé sur un plan vertical à l'axe de chacun.

Le bras ou tenon D vient se placer dans la mortaise, de façon à ce qu'il soit bien à fleur du fer, pour éviter un choc et diminuer l'usure.

De petites oreilles E^2 sont formées de chaque côté de la mortaise, pour être martelées et rabattues sur le bras, de façon à assurer au crampon une fixité à toute épreuve.

Quand les quatre crampons sont mis en place (Voir figure 8) le fer est fortement maintenu

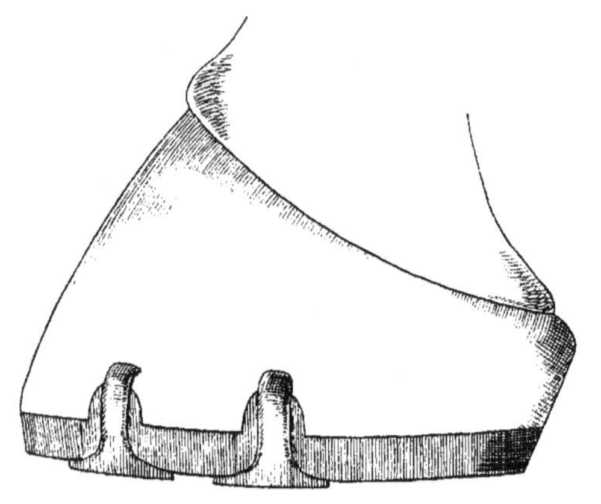

Fig. — 8

Pied du cheval, après ferrage.

en position, verticalement par des éperons $D'D'$, le bras D et la tête C, et horizontalement par les éperons $C'C'$; l'assemblage E' protége le crampon, et l'empêche d'être projeté au dehors ; les saillies des mortaises forment buttoir.

Avantages

Les avantages du système d'attache ci-dessus décrit, sont nombreux et importants ; des expériences ont été faites pendant de longs mois sur des chemins pierreux comme sur le macadam, et elles ont donné des résultats dépassant les prévisions les plus optimistes.

Parmi ces avantages :

1° —— Le fer est plus facilement posé et enlevé, et l'opération prend par conséquent beaucoup moins de temps.

2° —— Le fer étant maintenu en position beaucoup plus fermement, a moins de risques de se relâcher.

3° —— L'usage d'éperons courts et de faible pénétration conjure absolument le danger de blesser le cheval.

4° —— L'usure portant presque entièrement sur le relief des crampons, le fer a une durée de six mois et plus ; quand on est forcé par la croissance du sabot, de détacher les fers, on les replace immédiatement en changeant seulement les crampons.

En renouvelant les crampons toutes les six semaines, un cheval de cavalerie peut facilement aller un an avec les mêmes fers.

5º _____ La pose des crampons se fait à froid, sans forge, ni feu ; il en résulte un avantage inappréciable: désormais, chaque cocher ou voiturier, muni de quelques crampons et d'un marteau, pourra toujours se tirer d'affaire, en quelque lieu écarté qu'il se trouve arrêté.

Il en sera de même pour le cavalier, aux grandes manœuvres ou en campagne.

On peut donc dire que l'invention du docteur Britt est de la plus haute importance et qu'elle constitue un véritable bienfait.

Nota _____ S'adresser pour tous renseignements et pour traiter à Mʳ A. Didierjean, 5 Boulevard Beaumarchais, Paris, Fondé de pouvoirs de M. le Docteur Britt, pour tous les pays d'Europe.